Schlank und Gesund

DER EINFACHSTE WEG

MARIO DINGES

Copyright © 2017 Mario Dinges
Libanonstr. 85
70186 Stuttgart

www.1fachgesund.de

ISBN-13: 978-1548093754
ISBN-10: 1548093750

Herstellung und Druck:
Siehe Eindruck auf der letzten Seite

Wichtiger Hinweis

Der Inhalt dieses Buches wurde mit größter Sorgfalt geprüft und erstellt. Für die Korrektheit, Vollständigkeit, Qualität und Aktualität der Inhalte kann jedoch keine Garantie oder Gewähr übernommen werden. Der Inhalt dieses Buches spiegelt die persönliche Erfahrung und Meinung des Autors wider und dient nur dem Unterhaltungszweck. Der Inhalt sollte nicht mit medizinischer Beratung und Betreuung verwechselt werden. Es wird keine juristische Verantwortung oder Haftung für Schäden aller Art übernommen, die durch kontraproduktive Ausübung oder durch Fehler des Lesers entstehen. Es kann auch keine Garantie für Erfolg übernommen werden. Der Autor übernimmt daher keine Verantwortung für das Nichterreichen der im Buch geschilderten Ziele.

Inhalt

Vorwort
von Dr. med. Wolfgang Maibach

Als Hausarzt in einer großen Landarztpraxis kenne ich das Abnehmproblem seit 31 Jahren. Es beschäftigt viele Patienten über lange Zeit. Oft sind die Enttäuschungen nach verschiedenen Diäten und Abnehmprogrammen sehr groß: Der Patient hat viele Mühen und auch Einschränkungen auf sich genommen, hat auch einen kurzfristigen Erfolg. Er hat seinen Stoffwechsel herunter gefahren. Nach einiger Zeit ist das ursprüngliche Gewicht wieder erreicht oder sogar noch mehr (Jo-Jo-Effekt).

Mit dem vorliegenden Buch „Schlank und Gesund: Der einfachste Weg" wird eine ganz andere Methode aufgezeigt. Durch Änderungen von Gewohnheiten, die man leicht in den Alltag einbauen kann, braucht man kaum zusätzliche Zeit und Mühen aufbringen. Beispiel: Statt einem zeitaufwendigen Schwimmbadbesuch lieber eine U-Bahn-Station später einsteigen.

Entscheidend für den anhaltenden Erfolg beim Abnehmen ist das Darmmilieu und die dazu gehörende Darmflora. Wie Sie das für sich leicht erreichen können, erfahren Sie in diesem kompakten und gut verständlichen Ratgeber. Ich freue mich mit den Patienten, die das auf diesem Weg schon erreicht haben.

In dem Trubel einer Hausarztpraxis kann ich während der Sprechstunde diese Gewohnheitsänderungen aus zeitlichen Gründen kaum vermitteln. Daher bin ich froh, dass Herr Dinges dieses Werk geschrieben hat. Nach seinem Buch „Hilf Deinem Darm" wünsche ich auch dem hier vorliegenden neuen Ratgeber „Schlank und Gesund: Der einfachste Weg" eine schnelle Verbreitung.

Dr. med. Wolfgang Maibach – Facharzt für Allgemeinmedizin

Einleitung

Zuallererst möchte ich mich bei dir für den Kauf dieses Buches bedanken. Vielleicht ist es das erste dieser Art, vielleicht schon das fünfte. Wie auch immer, du hast zum richtigen Buch gegriffen, denn dieses ist etwas Anderes. Es ist weitaus mehr als nur eine nette Abendlektüre, die sich zwar flott durchlesen lässt, aber dann aufgrund schlechter Umsetzbarkeit im Bücherregal in der „Fit-und-schön-Ecke" landet. „Schlank und Gesund: Der einfachste Weg" bietet dir die Möglichkeit, innerhalb eines überschaubaren Zeitraumes wirklich dein Idealgewicht zu erreichen und deine Traumfigur zu formen.

Jetzt wirst du dir denken, das haben schon viele versprochen. Und du hattest ihnen geglaubt, unmögliche Diäten durchgezogen und dich ins Fitnessstudio gequält. Du hast am Wochenende das Treffen mit Freunden abgesagt, weil dein Essensplan nicht zum Pizzaabend passt, der eigentlich vorgesehen war. Du hast dich beim schönsten Grillwetter in einer muffigen Muckibude vom Laufband zum Stepper hin zur Hantelbank geschleppt, nur um zu merken, dass sich auch nach Wochen außer deiner Gesichtsfarbe beim Training nichts an deinem Körper verändert.

Doch diesen Kreislauf kannst du jetzt beenden. Denn mit dem Kauf von „Schlank und Gesund: Der einfachste Weg" hast du bereits den ersten Schritt in die richtige Richtung gemacht. In deine Richtung.

Entscheidend für deine Figur, dein Wohlbefinden und deine Zufriedenheit ist nämlich nicht der Erfolgsplan einiger Hollywoodstars oder Supermodels, sondern dein eigener Weg. Und der ist einfacher, als du denkst.

Dieses Buch ist kein strikter Fahrplan. Es bietet dir vielmehr eine Fülle von wirklich alltagstauglichen Informationen, die du in dein Leben einbauen kannst. Eine nach der anderen. Denn was wirkt weniger erschlagend für dich: Ein Essens- und Trainingsplan für die nächsten 5 Monate oder ein Buch mit praktischen Alltagstipps und wertvollen Erklärungen? Ich denke, die Antwort liegt gerade in deiner Hand.

Oftmals verzetteln wir uns, weil wir denken, wir müssten unser ganzes Leben umkrempeln. Aber mal ehrlich, wo bleiben Familie, Job und Freizeit? Es ist schlicht und ergreifend unrealistisch, von einer Mutter zu erwarten, dass sie alltäglich 3 verschiedene Gerichte kocht, um gleichermaßen den Kindern als auch ihrem Diätplan gerecht zu werden. Genauso schwer ist es, als Arbeitnehmer in einer 40-Stunden-Woche noch das Jahres-Abonnement des Fitnessstudios auszunutzen.

Dabei sind es eigentlich nur unsere Gewohnheiten, die wir ändern müssen, nicht unser ganzes Leben! Wenn ich dir jetzt sage, steige nach der Arbeit eine U-Bahn-Station später ein als sonst und nutze diese 10 Minuten Bewegung, um etwas für dich zu tun, dann klingt das doch einfacher, als das viel gepriesene: Tasche packen – zum Schwimmbad fahren – umziehen – Bahnen ziehen – Duschen – Umziehen – zurückfahren, oder? Der Effekt ist aber letztendlich derselbe – nämlich Bewegung!

Unsere Gewohnheiten – darum geht es in „Schlank und Gesund: Der einfachste Weg". Ändere deine Gewohnheiten, denn sie sind es, die über Erfolg und Misserfolg entscheiden. Beim Abnehmen, beim Wohlfühlen, beim Schlafen, beim Gesund sein.

In diesem Buch stehen nicht wie in einigen Frauenzeitschriften die Kuchenrezepte neben dem Diätplan – hier erfährst du, warum Abnehmen im Kopf beginnt, warum Übergewicht so schnell überhandnimmt und wie du ganz einfach deine vorher Gewicht fördernden Gewohnheiten änderst. Dazu bekommst du am Ende des Buches noch die Möglichkeit eine Checkliste zu erhalten, die dich bei deinen neuen Gewohnheiten unterstützt.

Du wirst jetzt vielleicht skeptisch sein und sagen, der Mensch ist ein Gewohnheitstier. Das mag schon sein, aber ich nehme dir nichts weg, ohne es zu ersetzen. Ich nehme dich an die Hand, ich motiviere dich und ich bestärke dich, damit du weißt, warum du was tust. Ich gebe dir Informationen, Tipps und verrate dir Tricks, damit du aus deinem Diät-Fitness-Hamsterrad raus kommst.

Der Weg lohnt sich – beginne ihn gleich auf der nächsten Seite.

1. Kapitel:
Abnehmen beginnt im Kopf – So beginnst du deinen Weg mit der richtigen Einstellung

Unser Gehirn ist die Schaltzentrale unseres Körpers. Es bestimmt, was wir schön finden, wann wir uns wohlfühlen und zu was wir uns motivieren können. Genauso schafft unser Gehirn aber auch Momente des Ärgers, der Enttäuschung und der Frustration.

Deshalb ist es wichtig, unser Gehirn zu unserem Verbündeten zu machen. Dein Gehirn soll für dich arbeiten, nicht gegen dich. Du denkst, das geht nicht? Ich behaupte das Gegenteil! Denn deine persönliche Einstellung bestimmt die Bewertung und Einordnung von Erlebtem im Gehirn. Sonst würden wir für den nächsten Job keine 50 Bewerbungen schreiben, schwer kranke Menschen würden die kräftezehrenden Therapien nicht aushalten und Kinder würden nach ihrem ersten Sturz nie wieder aufs Fahrrad steigen.

All diese Menschen haben eine positive Einstellung zu sich und ihrem Leben, zu ihren Fähigkeiten und zum Scheitern. Ihnen allen ist gemein, dass sie das Leben mit seinen Rückschlägen, Schmerzen oder Enttäuschungen trotzdem positiv betrachten. Und sie müssen es sich nicht einmal schön reden, denn diese Menschen sind überzeugt, das Leben ist gut so, wie es ist. Sie haben die richtige Einstellung. Du siehst also, unser Gehirn arbeitet für uns, wir müssen es manchmal nur noch einmal von Neuem davon überzeugen!

Unsere Gedanken erschaffen unsere Realität. Doch wie oft hängen wir, gerade wenn es um das Thema „Abnehmen" geht, in einer Negativ-Spirale fest. Keine Zeit, kein Geld, ich schaffe es eh nicht, danach kommen die Kilos wieder drauf, usw. Dieser Gedankenkäfig führt früher oder später zu Frustration, Resignation und Versagensängsten. Daher sind insbesondere beim Abnehmen Affirmationen, also positive und lebensbejahende Leitsätze unabdingbar.

Vielleicht findest du dies anfangs etwas seltsam. Aber klar, wenn du die letzten 20 Jahre immer wieder vor dem Spiegel standest und dir gesagt hast, wie unansehnlich du bist, dauert der Umkehrprozess natürlich schon etwas länger als 2 Tage. Doch du merkst jetzt vielleicht, diese Abwertung war auch nichts anderes, als eine Programmierung des Gehirns, nur in die falsche Richtung.

Deshalb solltest du dich jetzt langsam daran gewöhnen, deinen Alltag, so gut es dir möglich ist, ganz ohne negative Formulierungen wie „nicht" oder „ohne" zu bestreiten. Ich gehe davon aus, dass jeder Mensch etwas Positives für sich findet. Versuche daher am besten ganz einfach, die alten, festgefahrenen, negativen Gedanken in positive Leitsätze umzuformen. Die Kunst ist es dann, diese als eine Art Parole zu sehen.

Sage dir diese Sätze immer wieder: beim Zähneputzen, beim Kochen, wann du willst. Probier es einfach mal:

- „Das Leben liebt mich und ich liebe das Leben."

- „Meine Beziehung zu mir selbst ist harmonisch."

- „Was ich jetzt beginne, wird ein Erfolg."

- „Ich achte auf meine Gedanken."

- „Ich beginne den richtigen Weg."

- „Ich habe ein Ziel vor Augen."

Und da wären wir schon beim nächsten Punkt, das Ziel. Hast du dir wirklich realistische Ziele gesteckt oder läufst du noch immer den leeren Versprechungen der Diät-Industrie hinterher, die 10 Kilo in 3 Wochen propagiert? Mal ganz ehrlich, was möchtest du für dich? Was wäre dein Wunschgewicht? In welcher Zeitspanne stellst du dir das vor? Wie wünschst du dir deinen Körper? Und was bedeutet für dich Gesundheit?

Versuche diese Fragen ganz ehrlich und realistisch zu beantworten. Schreibe sie nieder, zum Beispiel: Bis zum Frühling in 5 Monaten will ich 15 Kilogramm weniger wiegen und in Kleidergröße XY passen, damit ich mich im nächsten Sommerurlaub am Strand wohlfühle. Visualisiere diese Ziele, beispielsweise als kleiner Zettel am Spiegel, als Post-it an der Kleiderschranktür oder als Bildschirmschoner auf dem Handy. So hast du immer vor Augen, was du erreichen möchtest.

Wenn du dir realistische Ziele steckst, rückt dein Erfolg in greifbare Nähe. Auch dann, wenn du den Weg zu deinem Ziel beschreitest und mal haderst. Das gehört genauso dazu.

Bei allem Enthusiasmus abzunehmen, solltest du aber

auch versuchen, dich selbst, so wie du jetzt bist, anzunehmen. Denn du bist mehr als XY Kilos! Du bist mehr als Kleidergröße XY. Liebe und akzeptiere dich, zumindest einen Teil von dir. Vielleicht sind es ja deine Grübchen, die deinen Partner verzaubern. Oder dein ansteckendes Lachen, mit dem du jedes Tief im Arbeitsalltag wegsteckst. Du bist wertvoll. Und du bist es wert, dass du dich selbst liebst. Am besten sagst du dir jeden Abend vor dem Einschlafen etwas Wertschätzendes.

Lass den Tag Revue passieren und du wirst auch garantiert etwas Positives finden: Heute habe ich kein einziges Mal mit den Kollegen den Lift genommen, sondern bin trotz meiner 90 Kilo die Treppen gestiegen. Oder: Mein Sohn hat mir heute nach dem gemeinsamen Fußballspiel gesagt, wie gern er mich hat, weil für ihn die gemeinsame Zeit zählt und nicht meine schlechte Kondition.

Nur wenn du wertschätzt, wer du bist und was du hast, kannst du auch etwas verändern. Denn wenn du dir immer wieder verinnerlichst, wo du angefangen hast, wird dein Erfolg erst sichtbar. Wer seinen Ausgangspunkt verdrängt, weil er nur dem Ziel hinterherläuft, wird sich verrennen.

Und trotz der Motivation Kilos zu verlieren: Achte deinen Körper, achte deine Grenzen und achte deine Gesundheit! Vielleicht hast du durch dein Übergewicht, das ein oder andere „Wehwehchen" oder du bist etwas schneller aus der Puste. Vielleicht fühlst du dich jedes Mal wie „eingequetscht", wenn du dich bückst, um deine Schuhe zu binden oder du benutzt seit Jahren ohnehin nur Schlupfschuhe, um dies zu vermeiden.

Klar, das soll sich ändern. Mit „Schlank und Gesund: Der einfachste Weg" wird dir das auch gelingen.

Aber achte auf die Zeichen deines Körpers. Wenn du ihn beleidigst, weil du zu viel zu schnell willst, dann wird er es dir auch sagen. Hör auf ihn, denn er ist es ja, der umgeformt wird! Dein Körper kennt das Tempo und das Limit. Wenn du achtsamer zu dir selbst bist, kannst du den Weg viel einfacher gehen. Denn dann akzeptierst du dich und alles, was zu dir gehört in jeder Sekunde. Das ist der Schlüssel zum Erfolg.

Wenn du dich und deinen Körper achtest, hast du nicht nur einen Schritt, sondern schon einen Sprung in das nächste Level geschafft.

Jetzt bist du sicher schon motiviert. Sei gespannt, denn dein Gehirn wird nun bald für dich arbeiten. Vertrau mir, es passiert ganz von alleine, wenn du den ein oder anderen Tipp regelmäßig beherzigst. Versuche deine positive Einstellung in dein Leben zu integrieren, dann siehst du das bald schon auch nicht mehr als Aufgabe, sondern als wertvollen Lebensinhalt und es wird zu deiner persönlichen Eigenschaft. Und bis dahin? Tu, was schlanke und gesunde Menschen auch tun: Das Leben genießen, Ausflüge machen, Familie besuchen, was auch immer du magst.

Das bedeutet natürlich nicht, dass du jetzt schon am Ziel bist. Es geht weiter und mit einer anderen inneren Einstellung lässt sich der Weg hin zu einem gesunden und schlanken Körper auch viel einfacher beschreiten.

Du fühlst dich jetzt sicher mental gestärkt und willst

auch schon wissen, was als Nächstes auf dich zukommt. Nein, es folgt jetzt kein Diätplan, kein Fitnessprogramm und auch keine Kaufaufforderung für „Fett-weg-Pillen". Und das ist auch gut so! Wir satteln das Pferd nicht von hinten auf.

Ich erkläre dir im Folgenden erst mal, wie es überhaupt zu Übergewicht kommt. Du wirst dich sicher beim ein oder anderen Beispiel wiederfinden. Das ist gut so, denn wer die Ursachen für sein Dilemma kennt, der ist motivierter, neue Wege zu gehen und festgefahrene Abläufe zu verändern. Schritt für Schritt. Die positive Einstellung, dass du das kannst, weißt du ja nun!

2. Kapitel:
Die wahren Ursachen für Übergewicht

Der durchschnittliche Kalorienbedarf eines Erwachsenen pro Tag liegt bei etwa 35 Kilokalorien je Kilogramm Körpergewicht und das bei einer leichten körperlichen Betätigung wie beispielsweise sitzender Arbeit. Das würde bedeuten, wer eine Bürotätigkeit ausübt und sagen wir mal 80 kg auf die Waage bringt, versorgt seinen Körper mit 2800 Kilokalorien durchaus ausreichend. Doch wie sieht die Realität aus? Nur die wenigsten entsprechen dieser Empfehlung, oft jedoch nicht beabsichtigt, weil sich in unserem Alltag die falschen Gewohnheiten manifestiert haben.

Sehen wir uns nur einmal die scheinbar „gesunden" Lebensmittel aus dem Supermarkt an: Ob Müsli, Joghurt, Power-Riegel oder Frucht-Smoothie – die Werbung gaukelt uns vor, durch den Genuss dieser Nahrungsmittel den Bedarf an Vitaminen und Mineralstoffen zu decken. Doch leider decken wir mit nur einer Portion auch schon den täglichen Zuckeranteil, welcher für unseren Körper gerade noch im Rahmen wäre. Von den gesüßten Getränken mal ganz zu schweigen. Ich rede nicht nur von „Durstlöschern" wie Fanta und Co., auch Nektare, Fruchtsäfte und Saftmischgetränke bestehen zum Großteil aus Monosacchariden, dem süßen Grundbaustein, und nicht aus Fruchtsaft.

Zucker ist nun primär nicht schlecht, liefert er doch sofortige Energie, wovon nicht nur Muskeln, sondern insbesondere auch das Gehirn zehren. Nur sieht unser Alltag zwischen Computerbildschirm, Fernseher und

Couch oftmals nicht sonderlich energiezehrend aus. All die überflüssigen, nicht verbrauchten Kalorien des Zuckers werden dann gespeichert – für schlechte Zeiten.

Du siehst also, selbst wenn du versuchen würdest, zu gesünderen Lebensmitteln zu greifen, müsstest du schon wirklich sehr sorgsam anhand der Zutatenliste wählen, damit nicht die „Zuckerbomben" im Einkaufswagen landen.

Schau mal in deinen Kühlschrank und mach vielleicht eine Liste, welche Lebensmittel tatsächlich viel Zucker haben. Ändere deine Gewohnheiten und versuche diese zu ersetzen – durch zum Beispiel 100 % Säfte ohne Zusatz, durch selbst gemachten Naturjoghurt am besten aus Soja- oder Mandelmilch mit frischen Früchten. Das ist wesentlich gesünder, schlägt sich aber nicht so auf den Hüften nieder.

Ähnlich wie mit Zucker verhält es sich übrigens auch mit Fett. Wir essen oftmals schlicht und einfach zu viel davon. Dabei sind es vor allem die negativen Fette, die unserem Körper zusetzen. Nicht nur in Fast Food und Fertigprodukten, sondern auch in vorbehandelten Zutaten wie Soßen oder Tiefkühlgemüse sind tierische Fette enthalten, jedoch nicht immer ganz so offensichtlich.

Auch wenn es viele Gegner der Ernährungspyramide gibt, weil sie die traditionelle „Kohlehydrate-Eiweiß-Fett-Einteilung" als zu wenig differenziert sehen, so sind sich dennoch alle einig, dass Fette einfach maximal 30 % der Gesamtkalorien ausmachen sollten. Mit nur einer Portion Buttergemüse aus dem Tiefkühlregal hast du schon ca. 10 % deines gesamten Tagesbedarfs gegessen. Würdest du dir das Gemüse einzeln kaufen und mit gesundem Pflanzenöl anbraten, kämst du wahrscheinlich auf weitaus weniger. Brätst du dir dann noch ein unpaniertes Geflügelschnitzel statt eines Schweineschnitzels dazu, reduzierst du den Fettgehalt deines kompletten Gerichtes auf ein Minimum.

Wenn du abnehmen möchtest, kannst du beim Kochen die offensichtlichen Kalorien reduzieren. Die versteckten Fette, zum Beispiel in Brotaufstrichen oder Desserts, fallen durchaus genauso ins Gewicht. Am Ende des Tages werden alle Fettkalorien addiert.

Aber sind wir mal ganz ehrlich, wie sieht denn deine Realität momentan aus? Welches Kauf- und Essverhalten lebst du wirklich? Ist dein Essen ausgewogen bezüglich Gemüse, Obst, Salat, Getreideprodukten, Fleisch und Fisch? Versuchst du tatsächlich, 3-mal am Tag ausreichende Portionen zu dir zu nehmen? Isst du in Ruhe ohne Berieselung durch Fernseher und ohne Zeitdruck? Nimmst du Mahlzeiten zu dir, wenn du hungrig bist oder wenn du Langeweile verspürst? Und trinkst du mindestens 2 Liter gesunde Getränke pro Tag?

Wenn du auch nur eine dieser Fragen mit „Nein" beantwortet hast, gehörst du schon zum Großteil der Bevölkerung in Deutschland, die ein ungesundes Essverhalten haben. Dies führt oftmals dazu, dass du schnell den Überblick über deine tatsächlich benötigten Kalorien, über dein Hunger- und Sättigungsgefühl und letztlich auch das Gefühl für deinen Körper verlierst.

Dabei sind es meist nur schlechte Angewohnheiten, die sich eingefahren haben und die du in kurzer Zeit ändern kannst.

Zwischen Frühstück und Mittagessen nicht hungern, sondern ein paar Obststücke essen. Dein Abendessen sollte möglichst leicht verdaulich sein und nicht zu spät gegessen werden. In der Kantine auch mal das vegetarische Menü mit Salatbeilage wählen. Beim Fernsehen am Abend einen Obstsalat statt der Chips genießen.

Du siehst, es ist nicht so schwer, wie du vielleicht denkst. Du solltest dir nur bewusst werden, wo du deine Alltagsgewohnheiten und dein Essverhalten ändern kannst, ohne dich total zu verbiegen.

Apropos Alltag – wie viel Bewegung steckt eigentlich in deinem 24-Stunden-Tag? Wir reden hier nicht von einem täglichen Sportprogramm. Aber wie häufig benutzt du den Aufzug, statt Treppen zu steigen? Und wie oft holst du das Auto aus der Garage, auch wenn der Weg gut fußläufig oder mit dem Fahrrad zu bewältigen wäre? Im Großen und Ganzen kommst du bei dem Thema „Gewichtsreduktion" über kurz oder lang einfach nicht um Bewegung herum. Jeder, der dir etwas anderes erzählt und nur auf Diäten verweist, verschließt sich letztlich einer ganz entscheidenden Realität: Was wir essen, muss auch verbraucht werden. Doch unsere Gesellschaft ist schlicht und ergreifend sehr bequem geworden. Dabei sind es gerade diese alltäglichen Bewegungseinheiten, die dem Körper guttun, ohne ihn zu belasten und die Kalorien verbrennen, bevor sie auf den Hüften landen. Es muss auch kein Dauerabo im Fitnessklub sein, ein paar Gewohnheitsänderungen tun ebenso ihr Gutes.

Was sich genauso auf der Waage niederschlägt, ist übrigens Schlafmangel. Du denkst, wie hängt Gewichtszunahme mit einer zu kurzen Nacht zusammen? Wissenschaftler haben mittlerweile in mehreren Studien herausgefunden, dass unser Körper nach einer schlaflosen Nacht vermehrt Heißhungerattacken auf fettige und kalorienreiche Nahrung hat. Ursache ist hierfür das Belohnungszentrum, das nach Ersatzbefriedigung sucht, wenn es eben schon beim Grundbedürfnis „Schlaf" zurückstecken musste. Es liegt auf der Hand, dass dann ein anderes Grundbedürfnis, nämlich Essen, als Alternative dient. Durch Schlafmangel ist unser Kontrollzentrum im Gehirn, welches uns eigentlich sagen würde „lass die Pommes lieber sein" nahezu außer Gefecht gesetzt. Eine schlechte Kombination!

Deine Schlafgewohnheiten zu verändern, ist nicht besonders schwer, sondern schon mit einigen kleinen Abwandlungen im Abendritual erfolgreich umzusetzen. Der Vorteil in Bezug auf Gewichtsreduktion ist dafür umso größer, weil dir dann weniger Rückschläge durch Heißhungerattacken drohen.

Bei dem ganzen Detailblick auf Essen, Bewegung und Schlafen kommen wir nun noch zu einem Randthema in Bezug auf Übergewicht. Als nennenswerte Ursachen sind nämlich auch Stoffwechselerkrankungen, insbesondere Diabetes und Hypothyreose (Schilddrüsenunterfunktion), nicht irrelevant. Dein Körper ist im gesunden Zustand in der Lage, Kohlenhydrate, Fette und Eiweiße optimal aufzunehmen, aufzuspalten und zu verwerten. Fehlen deinem Körper bestimmte Hormone, Enzyme oder andere Regulatoren, verlangsamen sich die Stoffwechselprozesse. Das bedeutet, dein Körper verbrennt im Ruhezustand viel weniger Kalorien als vorher. Deshalb nimmst du an Gewicht zu, auch wenn du wenig isst. Es ist dann sehr schwierig, die Waage zwischen Kalorienzufuhr und Kalorienverbrauch zu halten. Nur mit einer ausgeglichenen Stoffwechsellage erhältst du deinen Körper gesund. Als Dank gibt er dir dann eine positive Resonanz auf der Waage wider.

Es gibt also vielerlei Ursachen, die zu Übergewicht führen. Vielleicht hast du dich beim ein oder anderen Beispiel ja auch wiedererkannt. Wie so viele andere Menschen auch, hast du bestimmt schon öfter versucht, deine Situation zu ändern. Aber nicht durch andere Gewohnheiten, sondern indem du eine oder mehrere Diäten ausprobiert hast. Warum Diäten jedoch immer in einer Sackgasse enden, erklär ich dir im nächsten Kapitel.

3. Kapitel:
Sackgasse Diäten – Warum du mit Diäten nicht dauerhaft abnimmst

Wenn wir zurückblicken, hatten unsere Vorfahren immer wieder Perioden der Fülle und des Mangels an Nahrungsmitteln. Es wechselten sich Zeiten ab, in denen viel Nahrung zur Verfügung stand, mit Zeiten, in denen es nur ein geringes Nahrungsangebot gab.

Du denkst jetzt wahrscheinlich, was hat das mit meinem Übergewicht zu tun? Wenn du deinen Körper einer Diät, also faktisch einer Periode des Nährstoffmangels aussetzt, denkt er, es ist eben gerade eine rare Zeit mit geringem Nahrungsangebot. Der Körper nimmt sich seine Energie aus den Reserven, bis wieder genügend Nahrung zur Verfügung steht. Die Pfunde purzeln, weil dein Körper auf deinen Fett- und Muskelbereich zurückgreift. Sobald du aber dann deine Diät beendet hast und wieder normal isst, wird dein Körper anfangen zu speichern, falls mal wieder eine rare Zeit ansteht. Dabei speichert er allerdings nicht nur Mineralstoffe, sondern vor allem auch Fett, da du hiervon eine ganze Weile zehren kannst. Und er speichert dies nicht in normalem Umfang, sondern ziemlich üppig. Nur für den Fall, dass die nächste Phase mit einem großen Nahrungsangebot etwas länger auf sich warten lässt, als jetzt die 4 Wochen Diät. Der Jo-Jo-Effekt ist also ein Erbe unserer Vorfahren und wir werden ihn nicht austricksen können.

Doch nicht nur der Jo-Jo-Effekt ist ein Problem an Diäten. Sie sind sogar gesundheitsschädlich. Egal welche

Diät wir beleuchten, es läuft immer darauf hinaus, dass wir unseren Körper einseitig ernähren. Dieser Mangel an Fetten, Kohlenhydraten, Eiweißen oder Mineralstoffen ist auf die Dauer nicht nur fad auf dem Teller, sondern führt zu erheblichen Gesundheitsproblemen. Verzichten wir beispielsweise auf Kohlenhydrate, so wird unser Körper automatisch auf andere Energielieferanten umstellen. Das wäre in dem Fall zwar das Fettdepot, allerdings ist dies bei einer zu radikalen Kohlenhydratreduktion innerhalb einer Diät fatal. Denn durch die erhöhte Fettverbrennung versauert unser Blut, mit der Folge, dass Atemprobleme und Herzrhythmusstörungen auftreten können.

Auch der Verzicht auf Fette ist nicht wirklich anzuraten, da der alternative Energielieferant dann Eiweiß, also Muskelmasse ist. Doch wer will schon Muskeln verlieren, wo diese unserem Körper erst Form geben und mehr Energie benötigen als die Fettdepots?

Wenn du dir jetzt denkst, Ersatzprodukte wie Shakes und Trinkmahlzeiten würden nicht mit unter die Rubrik „Diät" fallen und somit nicht schaden, hast du weit gefehlt. Genau diese oftmals sehr teuren Produkte stecken voller tierischem Eiweiß, Quellmitteln und künstlicher Zusatzstoffe, die kurzzeitig zwar ein Sättigungsgefühl auslösen, aber langfristig nichts für unseren Körper zu verwerten haben.

Anzeichen einer Mangelernährung ist auch bei Übergewichtigen nicht selten, insbesondere, wenn sie sich regelmäßig durch Diäten und Nahrungsersatz Produkte quälen. Auf längere Sicht schadest du mit Diäten also deinem gesamten Körper.

für körpereigene Bausteine. Nur wenn unsere Zellen auf die guten Bakterien reagieren, wird die Energie in die Zellen und nicht auf die Hüften geleitet.

Die weniger guten Bakterien, auch Firmicutes genannt, sind für die überdimensionale Aufnahme an Kalorien aus dem Darm verantwortlich, wobei sie gleichzeitig die restlichen Nährstoffe vernachlässigen. Dies tun sie, weil sie beispielsweise einfache Ballaststoffe aus pflanzlicher Nahrung in Zucker umwandeln, sodass dann die Gurke zur Kalorienbombe wird. Ebenso schaden sie unserem Körper, weil sie chronische Entzündungen in der Darmschleimhaut verursachen können, was eine Insulinresistenz zur Folge hat, wodurch Zucker im Blut bleibt, statt in die Zellen geschleust zu werden.

Diese weniger guten Bakterien wirken sich aber nicht nur negativ auf die Verdauung, sondern unter anderem auch negativ auf den Stoffwechsel aus, denn sie aktivieren durch ihre bloße Anwesenheit bestimmte Stoffe in unserem Körper, die für eine vermehrte Ausschüttung freier Fettsäuren verantwortlich sind. Dies macht sich dann wiederum als wachsendes Fettpolster bemerkbar. Und zu allem Überdruss senden die weniger guten Bakterien auch noch Botenstoffe an unser Gehirn, die dort, zu Dopamin und Serotonin umgewandelt, Heißhunger auslösen.

Wenn Menschen an Gewicht zunehmen, insbesondere weil sie zu fettige und zu zuckerreiche Nahrung essen, reduzieren sich die guten und vermehren sich automatisch die weniger guten Bakterien im Darm, sodass die gewichtsfördernden Umstände erst so richtig Fahrt aufnehmen – ein negativer Kreislauf entsteht.

Es ist jedoch zu erwähnen, dass sich andererseits die Bakterienzahl mit einer Gewichtsanpassung auch wieder reguliert. Die guten Bakterien vermehren sich und die weniger guten Bakterien reduzieren sich. Die eigentliche Ursache des Übergewichts liegt also nicht in der Darmflora selber und ist auch nicht den Bakterien zuzuschreiben, sondern der Ernährungsweise – Fett und Zucker im Übermaß. Alles andere im Darm ist nur die Folge daraus.

Verschiedene Forscher haben herausgefunden, dass sich Menschen in den Industrieländern in 3 verschiedene Darmtypen einteilen lassen: Da sind zum einen die mit dem Überschuss an weniger guten Bakterien. Diese Menschen sind übergewichtig, leiden an Krankheiten wie Diabetes und Arteriosklerose und sind zudem überproportional häufig gefährdet, an Darmkrebs oder Herzinfarkt zu sterben.

Die zweite Kategorie sind Menschen mit einem nahezu ausgeglichenen Verhältnis von weniger guten und guten Bakterienstämmen im Darm. Sie sind normalgewichtig, müssen jedoch auf die Ernährung und ausreichend Bewegung achten. Auch sie sind gefährdet, an modernen Wohlstandskrankheiten wie Diabetes, Blutverfettung oder Adipositas zu erkranken, ihr Risiko ist jedoch geringer.

Und es gibt noch Menschen mit einem Überschuss an guten Bakterien. Es ist nun fast schon selbsterklärend, dass diese meist sehr schlanken und vitalen Mitbürger nicht nur gesund aussehen, sondern auch die beste Gesundheitsprognose in Bezug auf chronische Krankheiten der modernen Industrieländer haben.

Wahrscheinlich wird dein Darm momentan zur ersten oder zweiten Kategorie gehören und dein Körper dementsprechend darunter leiden. Doch wie schon erwähnt, du kannst das ändern!

Es ist dir jetzt bestimmt sehr deutlich geworden, dass das Milieu im Darm ganz entscheidend zu deiner Gewichtsanpassung beiträgt. Und dabei liegt es ganz in deiner Hand, von welchen Bakterien dein Darm besiedelt wird. Durch eine natürliche, pflanzliche, möglichst biologische und gesunde Ernährung kannst du die guten Bakterien fördern. Diese arbeiten dann wiederum für dich und verhindern eine zu große Aufnahme an Kalorien aus dem Darm. Sie sorgen für einen guten Umsatz deiner Zellen und sie verhindern weitestgehend Heißhungerattacken.

Was du nun genau für dich, deinen Körper und deine Darmflora tun kannst, wie du deine Gewohnheiten einfach änderst und dich auf den Weg zu deinem Traumgewicht und deiner Wohlfühlfigur machst, verrate ich dir jetzt im nächsten Kapitel.

5. Kapitel:
Diese einfachen
Gewohnheitsänderungen
bringen dich ans Ziel

Zuallererst einmal das Wichtigste: Ich biete dir in diesem Kapitel von „Schlank und Gesund: Der einfachste Weg" ein Repertoire an Vorschlägen. Bitte setz dich nicht unter Druck, all diese Gewohnheitsänderungen ab jetzt sofort umsetzen zu müssen. Das ist Stress und der wiederum demotiviert dich auf lange Sicht! Ich zeige dir vielmehr eine Auswahl an Möglichkeiten, wie du deine tägliche Routine ändern kannst. Auch vermeintlich kleine Umstrukturierungen bewirken schon eine ganze Menge.

Probier die Tipps einfach mal aus, am besten pro Bereich „Essen", „Trinken", „Bewegung" und „Schlaf" je eines. Dann wirst du sehen, es wirkt nicht so erschlagend auf dich und es bleibt noch immer dein eigenes Leben! Integriere vielleicht ein bis maximal zwei Änderungen pro Bereich und Woche in deinen Alltag und schau, ob dieser Wandel zu dir passt und ob du ihn gut umsetzen kannst.

Fixiere die Neuerungen für dich visuell, beispielsweise auf einem Zettel in der Küche: Diese Woche abends ausgewogen kochen, mindestens viermal vor 23 Uhr zu Bett gehen und mindestens viermal abends eine Runde spazieren gehen.

Wenn du die Umstellungen dann schon gut und wie von

selbst anwendest, fällt es dir mit Sicherheit nicht so schwer, in der folgenden Woche schon etwas Neues zu testen.

Falls du denkst, du musst dich verbiegen, dann probiere etwas anderes. Wir sind alle Individuen mit ganz eigenen Vorstellungen, Prägungen und persönlichem Alltag – du findest mit Sicherheit hier in diesem Buch das Richtige für dich und kommst schon bald an dein Ziel, gesund schlank zu werden und schlank und gesund zu bleiben.

Lass uns anfangen!!!

Deine neuen
Essgewohnheiten

Eine ausgewogene Ernährung steht noch immer an erster Stelle. Viele gute Kohlenhydrate und pflanzliches Eiweiß, ausreichend Gemüse und Obst, gute pflanzliche Ballaststoffe sowie wenig tierische Fette und Süßigkeiten. Das klingt auf den ersten Blick banal, aber wenn du deine Mahlzeiten mal genau betrachtest, wirst du eventuell merken, dass das abendliche fertige Kartoffelgericht vielleicht das einzige Gemüse des ganzen Tages war. Und wenn du morgens lieber Toast statt zum Beispiel Porridge mit Obst ist, bleibt das Mittagsloch im Bauch nicht aus und der Speck auf den Hüften. Doch wie änderst du das am einfachsten?

Mach dir vielleicht einen Wochenplan, was du abends kochen möchtest. Wenn du tagsüber arbeitest, dann ist es einfacher, erst einmal am Abend etwas an deiner Gewohnheit zu ändern: Abwechslung und Ausgewogenheit! Qualitativ hochwertig und wenig verarbeitet!

Was heißt das nun genau? Integriere auf jeden Fall frisches Gemüse und am besten glutenfreie Alternativen für Getreide wie zum Beispiel Quinoa, Hirse, Reis oder Mais in deine allabendlichen Gerichte.

Dann schreibst du dir eine Einkaufsliste und kaufst tatsächlich nur die Dinge ein, die du wirklich benötigst. Zum Beispiel: Reisnudeln, frisches Gemüse, Obst oder was du möchtest.

Und dann kreierst du Menüs, die dir schmecken. Ob das

nun Reisnudeln mit Tomaten-Zucchini-Gemüse oder Pizzabrote aus Buchweizenmehl mit Artischocken und Paprika sind, bleibt ganz dir überlassen. Dein Körper freut sich über die neue Abwechslung, auf selbst gemachte Mahlzeiten mit frischen Zutaten, die auch noch ohne Geschmacksverstärker und künstliche Aromen sind. Und du bist glücklich, wenn sich was auf der Waage ändert, oder?

Bist du dann schon beim Abendessen erprobt, dann suche dir alternative Frühstücksvariationen: Ersetze Toast oder Weißbrot durch gesundes Dinkelbrot oder Buchweizenbrot. Das kannst du in Scheiben einfrieren und nur nach Bedarf auftauen, dann hast du die ganze Woche frisches Brot.

Statt Cornflakes und fertige Zuckermüslis solltest du dir dein Zerealienfrühstück besser selbst zusammenmischen aus Amaranth, Buchweizen, Chiasamen, Leinsamen, verschiedene Nüsse, frischem oder getrocknetem Obst und Soja- oder Mandelmilch. Und wenn du unbedingt morgens etwas Süßes aufs Brot brauchst, dann versuch doch mal statt einer üppigen Schokocreme lieber Carobcreme, Honig oder Ahornsirup. Das ist zwar alles auch süß, aber dafür nicht fettig.

Und was nimmst du mit zur Arbeit? Als Snacks eignen sich Äpfel, Bananen, Weintrauben oder Birnen gut, denn man muss diese nicht schneiden, sie sind schnell eingepackt, gesund und lecker. Bleibt dir ein Stück Gurke, Kohlrabi oder Paprika beim Abendessen kochen übrig? Dann nimm es doch am nächsten Tag mit und knabber lieber daran, als an einem Schokoriegel. Dazu passt auch gut ein Avocadodip.

Du willst vielleicht zweimal pro Woche mittags auf die Kantine verzichten? Super, dann koche dir am Abend einfach eine Portion Reis oder Kartoffeln mehr und mach dir einen leckeren Reis-Thunfisch-Mandarinen-Salat oder einen Rote-Bete-Kartoffel-Salat daraus. Selbst mit eigenem Dressing kostet dich das maximal fünf Minuten Arbeit. Zudem sättigt dich so ein Salat mittags auf der Arbeit und ist total gesund und abwechslungsreich. Diese einfachen, aber frischen und naturbelassenen Gerichte stecken voller Energie für die zweite Tageshälfte und spenden dir zudem wichtige Nährstoffe und Spurenelemente.

Wenn du nicht ganz so kreativ bist im Hinblick auf Kochen, dann schau doch mal in einige Zeitschriften, Bücher oder ins Internet. Dort wirst du beinahe erschlagen von Rezepten von asiatisch über vegan bis hin zu puristisch. Suche dir am Anfang einfache Rezepte aus dir bekannten Zutaten aus und wandle diese nach und nach ab. Trau dich ruhig, auch mal an scheinbar „exotisches" Obst und Gemüse wie Mangos, Avocados oder Süßkartoffeln mit in dein Essen einfließen zu lassen – vielleicht wirst du noch zum Gourmet?

Bei allem Enthusiasmus für deine neue frische und abwechslungsreiche Küche – um die sogenannten „No-Gos" auf dem Speiseplan kommen wir trotzdem auch in diesem Kapitel nicht herum: Fast Food, Fertigprodukte, tierische Eiweiße aus Fleisch und Milch sowie Weißmehl. Das klingt erst mal hart, aber es ist nun mal unumstrittene Tatsache, dass genau diese Produkte auf die Dauer ungesund sind und zu Übergewicht führen.

Ich will dich nicht zum Veganer machen. Auch liegt es

mir fern, dir die gewohnten netten Donnerstagabende mit den Freunden in einem Schnellrestaurant verbieten zu wollen. Es geht vielmehr um die Menge.

Vielleicht hast du ja die Möglichkeit, deinen Fast-Food-Konsum auf einmal pro Woche zu reduzieren? Dann gibt es als Highlight und Belohnung den Burger, auf den du dafür die ganze Woche verzichtest. Oder du bestellst beim Stammtisch eben kein XXL-Menü, sondern vielleicht die Tacos einzeln ohne Pommes und Cola?

Bisher hast du dir Fertiggerichte aus der Kühltheke geholt oder du bist gleich zum nächste Fast Food Restaurant gefahren? Versuche das in Zukunft zu reduzieren. Probiere doch mal, selbst zu kochen. Es ist viel einfacher, als du denkst. Und ohne Geschmacksverstärker, Zusatzstoffe und künstliche Aromen, sowie versteckte Fette und Zucker kannst du dein Ziel, schlank und gesund zu werden, viel einfacher erreichen!

Und wo wir gerade bei Fett sind, wie sieht dein Konsum tierischer Eiweiße, sprich Fleisch, Wurst und Käse aus? Nicht nur, dass mittlerweile offiziell bestätigt wurde, dass Fleisch und Wurst Krebs verursachen, der Konsum ist vor allem auch mit eine Hauptursache für Übergewicht in den Industrieländern. Doch wie ändern, wenn das Salamibrötchen zum Frühstück gehört und das Abendessen ohne Fleisch für dich keine Mahlzeit darstellt?

Versuche vielleicht als erstes, zwei Tage in der Woche bewusst fleisch- und wurstfrei zu leben. Du wirst sehen, es ist nicht so schwer, denn andere Brotaufstriche gibt es jede Menge und jedes Gericht ist auch ohne Fleisch oder Wurst lecker. Vielleicht möchtest du ja mal pflanzliche Alternativen, wie Tomaten-Rucola-Brotaufstrich oder Spaghetti-Soja-Gemüsebolognese probieren? Es kommt ganz auf die Gewürze an und vielleicht entdeckst du ja schon sehr bald einige besondere fleischfreie Variationen alter Klassiker für dich, wie beispielsweise Gemüse-Moussaka oder Falafel-Döner.

Auch Milchprodukte kannst du reduzieren, um so deinen Fettgehalt in den Mahlzeiten zu senken. Am einfachsten gelingt dir das mit den Alternativen, die ich dir weiter oben schon vorgestellt habe.

Fragst du dich nun, wie du auf deinen täglichen Eiweißbedarf kommen sollst, wenn du doch Fleisch, Wurst und Käse auslässt, kann ich dich beruhigen. Viele pflanzliche Alternativen haben weit mehr Eiweiß als tierische Produkte, sind zudem besser bekömmlich und fallen weniger ins Gewicht – im wahrsten Sinne des Wortes.

Und zum Schluss noch ein paar kleine Tipps zum Thema Kochen und Würzen, die du bei jeder Mahlzeit beherzigen kannst: Verwende statt Salz lieber Kräuter für den Geschmack deiner Speisen. Als Zuckerersatz kann ich dir Honig oder Agavendicksaft empfehlen. Dann reduzierst du dadurch automatisch die Salz- bzw. Zucker-Mengen, die sonst deinen Körper wiederum belasten. Und wenn wir schon bei Gewürzen sind, kennst du Harissa, Masala und Co.? Schärfe regt den Kreislauf an und verbrennt zusätzlich Kalorien. Natürlich sollst du nicht jeden Bissen vom Mund bis in den Magen spüren, aber teste einfach mal ein bisschen mit exotischen Schärfevariationen anstelle von Salz, es wird deiner Verdauung und deinem Stoffwechsel guttun.

Und ersetze vielleicht deine Fette in der Küche nach und nach durch hochwertige, gesunde Pflanzenöle: Olivenöl für Salate, Leinöl zum Braten und Kokosöl für asiatische Currys oder leckeres Fingerfood. Diese Fette stecken voller gesunder Stoffe und du benötigst dank des intensiven Geschmacks weitaus weniger an Menge.

Und das Essen selbst? Natürlich hilft es nichts, wenn du das gesündeste Menü gezaubert hast, aber deine Essgewohnheiten nicht abwandelst. Versuche drei Hauptmahlzeiten am Tag zu dir zu nehmen und dich gut satt zu essen: Frühstück, Mittagessen, frühes Abendessen. So hat dein Magen genug Zeit für die Verdauung. Wenn du zwischen den Hauptmahlzeiten Hunger bekommst iss Obst oder einen gesunden Riegel. Wenn du dich zu den Hauptmahlzeiten gut satt isst, bekommst du zwischendrin auch keine Heißhunger- und Fressattacken durch deinen schwankenden Insulinspiegel. Ich habe dir zu Anfang ja bereits einige Tipps für den kleinen Happen zwischendurch ans Herz gelegt.

Versuche auch, den richtigen Zeitpunkt für deine Mahlzeiten zu wählen. Klar, auf der Arbeit sind die Pausen vorgegeben, aber zu Hause bestimmst du, wann du ausreichend Zeit hast und möglichst nicht gestört wirst. Kaum etwas ist schädlicher, als sein Essen runter zu schlingen oder permanent auf die Uhr schauen zu müssen.

Wähle für kurze Pausen auf der Arbeit daher kleinere Portionen und praktische Snacks, die du zum Beispiel nicht noch schälen oder erwärmen musst.

Wenn du abends gerne deine Seifenoper oder das Sport-studio ansiehst, dann lege dein Essen so, dass du entweder 45 Minuten vorher beginnst oder erst danach isst. Denn so ist gewährleistet, dass deine Mühe für das Kochen gewürdigt wird und deine Mahlzeit auch ohne Ablenkung genossen werden kann.

Durch Fernsehen, Computer, Handy etc. bist du nämlich permanent versucht, nur oberflächlich zu kauen. Doch genau das richtige und ausreichende Kauen ist notwendig, um den Nahrungsbrei schon im Mund mit vielen Verdauungsenzymen zu bestücken. Es ist wirklich sehr wichtig, dass du das machst! Dein Darm wird es dir danken und belohnt dich mit weniger Gewicht auf der Waage. Ich habe nur durch richtiges Kauen abgenommen und mich von einigen Krankheiten befreien können. Wie du das auch schaffst, kannst du in meinem Buch "Hilf Deinem Darm: Mit dem richtigen Essverhalten für immer gesund und schlank" erfahren.

Du siehst, es gibt eine ganze Menge an Möglichkeiten, deinen Alltag in kleinen Schritten umzugestalten, ohne sich zu verbiegen. Probier einfach mal etwas davon aus. Meistens kostet es dich gar nicht mehr Zeit als alt eingefahrene Unarten. Die Neuerungen bringen dich aber wesentlich besser an dein Ziel zum Wunschgewicht.

Deine neuen Trinkgewohnheiten

Ausreichend zu trinken, das bedeutet etwa 1,5 bis 2 Liter pro Tag, wird allgemein empfohlen. Flüssigkeit ist absolut notwendig, um deinen Elektrolyt- und deinen Säure-Basen-Haushalt aufrecht und stabil zu halten. Trinken hilft dir zudem, deinen Körper zu entgiften und erhält deine wichtigen Vitalfunktionen. Wenn du permanent zu wenig oder falsche Getränke trinkst, riskierst du Schäden an Nieren, am Herz, an Gefäßen und im Gehirn. Wenn du zum Beispiel öfter unter Kopfschmerzen leidest, kann das ein Anzeichen dafür sein, dass du zu wenig Wasser trinkst und dein Körper daher nicht richtig entgiften kann.

Schauen wir uns mal an, wie du es einfacher schaffst, deine Flüssigkeitszufuhr zu optimieren. Beginnen wir mit dem Frühstück. Bei deinem geliebten Kaffee ist es im Zuge einer Gewichtsreduktion förderlich, wenn du dich auf ein bis zwei Tassen zum Frühstück und bis zum frühen Nachmittag beschränkst. Genauso verhält es sich mit Tee, ob grüner oder schwarzer Tee. Früchte- und Kräutertee kannst du den ganzen Tag über trinken. Achte aber darauf, was du hinzufügst! Wenn du in jede Tasse Kaffee oder Tee zwei Stückchen Zucker und gut Milch dazu gibst, solltest du im Sinne deiner Wunschfigur vielleicht doch etwas ändern und nach der ersten Tasse auf andere, ungesüßte Getränke umsteigen.

Auch die vermeintlichen „Durstlöscher" wie Cola, Fanta und Eistee bestehen zu 80 % aus Zucker und sollten in deinem täglichen Trinkplan nichts mehr verloren haben.

Diese „Softdrinks" sind vielleicht bei einem Restaurantbesuch oder auf einer Feier mal o.k.

Analog dazu der Alkoholkonsum: Alkohol enthält wahnsinnig viele Kalorien und hemmt zudem auch noch die Gluconeogenese, also die Umwandlung und Bereitstellung neuer Energie. Daraus resultieren Heißhungerattacken, um einer Unterzuckerung vorzubeugen. Das bedeutet noch mehr Kalorien für deinen Körper. Beim Stammtisch ist das Bier in Ordnung, aber nicht mehr zu jedem Abendessen.

Wenn du tatsächlich schlank und gesund werden möchtest, versuche deinen Konsum von Alkohol und Softdrinks erst mal zu reduzieren. Später solltest du möglichst ganz darauf verzichten.

Doch was sind gute Alternativen? An erster Stelle empfehle ich dir Wasser. Nimm aber welches ohne Kohlensäure. Es ist bekömmlicher und verhindert einen Blähbauch. Sonst hast du das Gefühl, dass dein Bauch schon voll ist, obwohl du lange noch nicht genug getrunken hast. Wasser ist lebensnotwendig, denn dein Körper besteht zum größten Teil aus Wasser. Für alle Stoffwechselvorgänge wird es gebraucht und unterstützt dich daher sehr gut beim Abnehmen.

Auch ungesüßte Schorlen oder Tee mit etwas Honig sind gute Alternativen. Sie löschen den Durst, versorgen dich mit Elektrolyten und helfen deinem Körper gesund zu bleiben. Wenn du kein Wasser magst, presse dir etwas Zitronen- oder Orangensaft dazu. Eine weitere Variation sind frische Minzblätter, die du in dein Glas Wasser dazu geben kannst. Damit schmeckt das Wasser lecker und frisch. Falls du bisher noch kein Tee Freund bist, dann experimentiere doch ein bisschen: Schoko-Minz-Tee an heißen Tagen, Ingwer-Orangen-Tee zum Aufwärmen im Herbst oder Kräutertee zum abendlichen Entspannen. Die Auswahl ist riesig, da ist bestimmt auch etwas für dich dabei.

Kleiner Tipp von mir: Gewöhne dir an, vor den Mahlzeiten ein Glas stilles Wasser zu trinken, dann hast du schon einmal etwas im Magen und dein Sättigungsgefühl setzt auch wirklich dann ein, wenn du genug Kalorien gegessen hast und nicht erst nach dem zweiten Nachschlag.

Trinken ist, genauso wie Essen, ein Teil deines Alltages, den du gut nach und nach umstrukturieren kannst. So kommst du deinem Ziel, schlank und gesund zu werden, Schritt für Schritt jeden Tag ein Stückchen näher.

Deine neuen
Bewegungsgewohnheiten

Für alle Sportmuffel und Couch-Potatoes: Es geht hier in „Schlank und Gesund: Der einfachste Weg" nicht um Sport im klassischen Sinne, sondern um leichte Bewegung, die Spaß macht und trotzdem effektiv ist. Körperliche Betätigung ist viel mehr als sich gezielt eine Stunde im Park zu quälen und es dann als „joggen" abzuhaken.

Bewegung bedeutet, gelenkschonende und muskelaktivierende Übungen, die zugleich das Herz-Kreislauf-System in Schwung bringen und Fehlhaltungen vorbeugen. Und dabei verbrauchst du zum Teil mehr Kalorien, als du denkst.

Hier ein paar Beispiele für 15 Minuten Aktivität: Putzen 70 kcal, Einkäufe tragen 140 kcal, Rasen mähen 130 kcal, Treppensteigen 150 kcal, Walken 100 kcal und Fahrrad fahren 100 kcal.

Wer sich regelmäßig bewegt, aktiviert sein Herz bewusst, ohne es zu überlasten. Das führt dazu, dass sich die Gefäße erweitern und der Blutdruck sich normalisiert.

In den nächsten Wochen wird durch die regelmäßige Bewegung dein Herzmuskel aufgebaut und kann effektiver arbeiten, sprich die gleiche Menge Blut bei geringerer Frequenz durch deinen Körper transportieren. Gleichzeitig lockern sich durch die Bewegung die Ablagerungen an den Gefäßinnenwänden, was zu einer besseren Durchblutung aller Körperregionen beiträgt.

Der beste Effekt, weil er im Spiegel sichtbar ist, bleibt die Umwandlung von Fettreserven in Muskelmasse. Ein durch Muskeln geformter Körper wirkt nicht nur straffer, sondern hat auch den Vorteil eines höheren Grundumsatzes, denn Muskeln verbrennen mehr Energie als Fett.

Je besser du es schaffst, dich deinem Normalgewicht zu nähern, umso besser geht es deinem Körper: niedrige Blutfette, normaler Blutdruck, bessere Herzleistung und optimale Durchblutung aller Organe.

Wenn du dir mehrmals am Tag einige Einheiten Bewegung in deinen ganz normalen Alltag einbaust, kannst du schon mehrere Kalorien verbrennen. Nimm beispielsweise öfter mal die Treppe statt den Aufzug. Radel zweimal pro Woche auf die Arbeit oder zum Einkaufen. Übernimm das Rasenmähen selbst, statt es immer abzuwälzen. Lass am Wochenende das Auto in der Garage und lauf zum Bäcker.

Es mag banal klingen, aber genau diese körperlichen Betätigungen sind es, die dir entscheidende Vorteile gegenüber den hechelnden, rotgesichtigen Joggern im Park bringen: Du machst das Ganze nebenbei ohne großen zusätzlichen Aufwand!

Vielleicht kannst du ja auch in deinem Arbeitsleben einige Umgestaltungen vornehmen. Selbst wenn du einen Job mit viel Bewegung hast, ist diese meist sehr einseitig. Umso wichtiger ist es, ausgleichende Bewegungen in deinen Arbeitsalltag einzubauen, die auch andere Muskelgruppen aktivieren.

Hast du einen Beruf, bei dem du viel stehen musst, kannst du zwischendurch deine Muskelpumpe in den Waden betätigen. Rolle dich einige Male von der Ferse auf die Zehen und umgekehrt. Das fällt kaum jemandem auf und du entlastest mit dieser einfachen Übung deinen Rücken.

Oder deine Tätigkeit besteht zum größten Teil aus Laufen, dann kreise doch mal deine Schultern nach vorne und zurück. Das lockert deinen gesamten Oberkörper, der sonst den ganzen Tag nicht gefordert wird.

Bei einem sitzenden Job ist die Bewegung zwischendurch ein Muss. Versuche immer wieder mal aufzustehen. Hol dir nur ein Glas Wasser und nicht gleich die ganze Flasche, dann musst du jedes Mal von deinem Schreibtischstuhl aufstehen und laufen. Übernimm einige Kopierarbeiten selbst oder gehe zu deinen Kollegen, um ihnen eine Frage zu stellen, statt sie anzurufen.

Du siehst, es sind kleine Veränderungen, die andere nicht wahrnehmen werden, aber für dich effektiv sind auf dem Weg zu deinem Traumgewicht.

Und dann landen wir letztendlich doch noch beim Thema Sport. Natürlich sind sportliche Aktivitäten gut für dich, aber bitte quäle dich nicht ins Schwimmbad, wenn du dich im Badeoutfit unwohl fühlst. Du musst dich auch nicht am Sonntag mit anderen Lauffanatikern messen, nur um bestätigt zu bekommen, dass selbst der ein oder andere 60-Jährige schneller ist als du. Vielleicht findest du ja an leichten Sportprogrammen Spaß.

Mittlerweile gibt es in den meisten Städten gut ausgebaute Fahrradwege. Du könntest deine Umgebung doch mal auf zwei Rädern erkunden, es findet sich mit Sicherheit ein Freund oder ein Verwandter, der dich begleitet und mit dem du dich beim Sport unterhalten kannst. Wenn du nicht ohne Ziel aufs Fahrrad steigst, dann erledige doch die kleinen Einkäufe mit dem Fahrrad.

Vielleicht wohnst du ja in der Nähe eines Parks, Waldes oder Naherholungsgebietes? Dann kannst du doch den einen oder anderen Feierabend mal für eine ausgiebige Spazierrunde nutzen. Die Bewegung in der Natur wirkt sich nicht nur positiv auf deinen Körper, sondern vor allem auch auf deine Seele aus.

Wenn du kleinere Kinder hast, wählst du einfach eine Laufrad taugliche Strecke mit Spielplatz und Pausenmöglichkeit aus.

Und bei schlechtem Wetter?
Für leichte Fitness Übungen oder erste Yoga Erfahrungen genügen etwas Platz im Wohnzimmer und eine Anleitung auf DVD. Die Hürde ist so für dich vielleicht kleiner, mit mehr Bewegung und Sport anzufangen. Du brauchst dich nicht in einem Fitnessstudio oder an einem Yoga Kurs zu verpflichten.

Dadurch bleibst du zeitlich flexibel und ungebunden, außerdem sparst du eine Menge Geld. Probier doch einfach mal etwas aus, was dich schon länger interessiert. Von Zumba bis Muskeltraining mit dem eigenen Körpergewicht – taste dich an neue Sportarten heran und schau, ob sie dir gefallen. Vielleicht entdeckst du ja tatsächlich etwas ganz Tolles für dich. Wenn nicht, dann hast du ja immer noch die Bewegungseinheiten im Alltag, die dich mit jedem kleinen Schritt ein Stück näher in Richtung Traumgewicht bringen.

Ergänzend noch ein Tipp: Such dir Verbündete! Fällt es dir schwer dich alleine aufzuraffen? Frage doch einfach mal deinen Partner, deine Kinder, deine Verwandten oder Freunde, ob sie Lust haben mitzumachen. Vielleicht findet sich eine Person, die mit den gleichen Problemen wie du kämpfst. Ihr könnt euch gegenseitig motivieren und austauschen. Gemeinsam ist es leichter, Ziele zu erreichen und es macht mehr Spaß.

Deine neuen
Schlafgewohnheiten

Schlaf ist mehr als Erholung für deinen Körper. Während dieser Ruhephasen sinken Herzfrequenz, Blutdruck und Atmungshäufigkeit, wohingegen die Gehirnaktivität in unterschiedlichen Zuständen von entspannt, bis aktiv reicht. Deine sogenannte „innere Uhr" entscheidet, wann du müde wirst. Dein Körper fährt dann viele Systeme, wie zum Beispiel Stoffwechselabläufe herunter, um deine Nachtruhe nicht zu stören.

Während manche Menschen viel Schlaf benötigen und erst spät schlafen gehen, brauchen andere kürzere, dafür aber früher beginnende Ruhephasen. Finde deinen eigenen individuellen Rhythmus, bei dem du genug Schlaf bekommst.

Ausreichender und effektiver Schlaf beeinflusst deine Wundheilung, stärkt dein Immunsystem und erhöht deinen Stoffwechsel. Im Schlaf verarbeitest du positive und negative Erfahrungen, dein Gedächtnis entspannt für den nächsten Tag und deine Neuronen vernetzen sich, um effizienter miteinander zu kommunizieren und Probleme im Alltag zu lösen.

Nicht nur nächtlicher Atemstillstand (Schlafapnoe), unruhige Beine (Restless Legs) oder nächtliches Zähneknirschen können deinen Schlaf negativ beeinflussen. Auch zirkadiane Störungen, also Einflüsse auf deinen eigenen Schlaf-wach-Rhythmus, wie lange Partys oder Schichtarbeit, führen zum Teil zu erheblichen Schlafbeeinträchtigungen.

In einem vorangegangenen Kapitel habe ich bereits erwähnt, dass du sehr wahrscheinlich nach „schlechten" Nächten unter Heißhungerattacken leiden wirst, die dann schwer zu kontrollieren sind.

Neben anderen negativen Folgen wie Konzentrationsschwäche, Infektanfälligkeit und Reizbarkeit verlangsamt sich zudem noch dein Stoffwechsel. Du wirst fahrig und lustlos, kannst dich schlecht motivieren und gibst schon bei geringen Anforderungen auf.

Dies alles sind keine optimalen Voraussetzungen, wenn du schlank und gesund werden möchtest. Daher ist es umso wichtiger, für guten Schlaf zu sorgen!

Kennst du deinen Schlafbedarf und deinen Biorhythmus? Gehörst du zu den klassischen Frühaufstehern oder zu den Nachtschwärmern? Mit sieben bis acht Stunden Schlaf fühlst du dich wahrscheinlich am wohlsten. Versuche daher, diese Zeit sowohl während der Woche als auch am Wochenende einzuhalten.

Vielleicht beginnt dein Arbeitstag relativ früh, dann wäre es gut, vor Mitternacht ins Bett zu gehen. Auch am Wochenende solltest du versuchen, die gleichen Schlafens und Aufstehzeiten in etwa einzuhalten. Natürlich verschiebt sich vielleicht mal aufgrund von Feiern, Kino oder anderen Aktivitäten der Schlaf um 1 bis 2 Stunden, das ist nicht schlimm. Aber durchzechte Wochenenden führen spätestens am Montag zu einem Energietief, das mindestens bis Mittwoch anhält. Die Heißhungerattacken ebenfalls. Mit deinem Abnehmplan ist dieser Lebenswandel doch relativ schwierig zu vereinbaren.

Wenn du schon immer Probleme hattest einzuschlafen, weil das Gedankenkarussell am Abend besonders schnell kreist oder weil du noch zu fit bist, dann versuch doch mal einen der folgenden Tipps:

Esse früh genug zu Abend und nicht zu üppig, dann hat dein Magen-Darm-Trakt ausreichend Zeit zum Verdauen. Wenn du dich allerdings sehr bald nach dem Essen ins Bett legst, riskierst du Sodbrennen, Übelkeit und Co., was dir letztlich jede Ruhe rauben wird. Versuche daher, circa zwei Stunden zu warten, bevor du dich schlafen legst. Und was tun in dieser Zeit?

Vielleicht gehst du eine kleine Runde spazieren. Schon 15 bis 20 Minuten reichen aus, um deinen Körper zu entspannen. Das Effektivste dabei ist, dass sich dein Blutdruck normalisiert. Weder mit erhöhtem noch mit zu niedrigem Blutdruck lässt es sich erholsam schlafen. Und ein weiterer positiver Nebeneffekt ist die Bewegung, die noch ein paar Kalorien verbrennt.

Wenn es dir möglich ist, verzichte auf Alkohol am Abend. Dieser hat nicht nur Unmengen an Kalorien, sondern hemmt zudem die Gluconeogenese. Dieser Prozess ist nichts anderes, als die nächtliche Speicherung von Zucker in Muskeln und Gewebe. Denn nachts brauchst du ja relativ wenig Energie, am Morgen dafür umso mehr. Kann dein Körper diesen Speichervorgang nicht durchführen, kommt es zu Heißhunger und Fressattacken, um dieses Defizit auszugleichen. Beides ist sehr kontraproduktiv auf deinem Weg schlank zu werden.

Um eine möglichst hohe Konzentration deines Schlafhormons Melatonin zu erreichen, solltest du beispielsweise auch dein Schlafzimmer gut lüften, abdunkeln und elektronische oder flimmernde Störquellen wie Fernseher, Handy und Radiowecker aus dem Zimmer verbannen. Das Schlafhormon Melatonin führt bei ausreichender Bildung abwechselnd zu REM- und NREM-Phasen, was deiner Erholung und somit auch einem ausgeglichenen Energiehaushalt zugute kommt. Wenn du nicht ganz auf deinen Fernseher verzichten kannst, so stecke ihn doch über Nacht gänzlich aus und ersetze die Handyuhr gegen einen ganz simplen, strahlungsfreien Wecker.

Du siehst, ein ausgiebiger und erholsamer Schlaf ist nicht nur wichtig für deinen Körper und deinen Geist, sondern deinem Ziel abzunehmen und gesund zu werden, äußerst dienlich.

In diesem Kapitel hast du nun eine Menge Informationen, Erklärungen, Tipps und Ratschläge erhalten. Du kannst dein Ziel ganz einfach erreichen, wenn du einige deiner Gewohnheiten in Bezug auf Essen, Trinken, Bewegung und Schlaf änderst. Sei mutig und probier einfach mal das ein oder andere aus.

Los geht's!!!

6. Kapitel:
Schritt für Schritt
zum Traumgewicht

Wenn du bis hierher gelesen hast, dann besitzt du nun wertvolles Wissen für eine langfristige Gewichtsreduzierung und bleibende Gesundheit. Doch dieses Wissen allein reicht nicht, du musst ins Handeln kommen, wenn du Veränderungen im Spiegel und auf der Waage sehen möchtest. Aber wie anfangen, wenn du dir denkst, du müsstest ab jetzt dein ganzes Leben umkrempeln?

Stecke dir einfach kleine Ziele, am besten wöchentlich. Beginne mit einfachen und leicht umsetzbaren Veränderungen und steigere dich dann. Wenn du diese kleinen Ziele erreichst, bist du motiviert und selbstbewusst auch noch weitere und größere Ziele bewältigen zu können.

Belohne dich doch nach jeder Etappe, das machen Hochleistungssportler auch! Setze dir ein Ziel und eine Frist und dann belohne dich zum Beispiel mit einer Freizeitaktivität, die dir Spaß macht oder kaufe dir ein neues Kleidungsstück, in das du jetzt hineinpasst.

Was dir guttun wird, sind Erfolge zu feiern. Du musst sie ja nicht groß erzählen, aber vier Wochen lang jeden Abend abwechslungsreich und gesund gekocht zu haben, ist ja eine große Alltagsveränderung und ein Riesenerfolg für dich persönlich. Es hat sich mit Sicherheit dann auch schon auf der Waage niedergeschlagen und das darf belohnt werden!

Gehe auf deinem Weg Schritt für Schritt vor. Ändere zuerst deine Einstellungen, wie du im ersten Kapitel bereits gelernt hast. Ergründe dann die Ursachen für dein Übergewicht. Und hierbei darfst du nicht schummeln – sei ehrlich zu dir selbst. Wer den Feind kennt, der hat die besten Waffen! Stell dann deine ganzen Diätbücher und Abnehm-Broschüren ganz hinten ins Bücherregal. Was Diäten bringen, hatten wir ja schon und du wusstest es insgeheim auch schon vorher.

Dann machst du dir einen Plan. Einen, der Veränderungen und Umstrukturierungen beinhaltet. Der Plan, der nur für dich passt, der auf deinen Alltag, auf deine Familiensituation, auf deine Arbeit und auf deine Bedürfnisse abgestimmt ist.

In diesem Plan sollten die Bereiche Essen, Trinken, Bewegung und Schlafen auftauchen, aber dich nicht überfordern! Visualisiere diesen Plan und schreibe dir deinen Plan genau auf. Dann verteilst du kleine Erinnerungszettel, beispielsweise am Spiegel im Flur oder am Kühlschrank in der Küche. Du solltest mehrmals täglich darauf aufmerksam werden, denn dann prägen sich diese Veränderungen besser ein und du wirst sie leichter übernehmen.

Am Ende deiner Frist, beispielsweise nach 4 Wochen, vergleichst du die Veränderungen, die du geplant hattest, mit deinem jetzigen Zustand.

- Was konntest du tatsächlich umsetzen, was nicht?

- Fiel es dir leicht oder schwer?

- Wo gab es für dich Unstimmigkeiten?

- Wann musstest du dich verbiegen?

- Was ist bereits in Fleisch und Blut übergegangen?

Wenn du dir dann einen neuen Plan für die nächsten 4 Wochen erstellst, kannst du einige der alten, nicht umgesetzten oder nicht verinnerlichten Veränderungen noch einmal mit aufnehmen oder du ersetzt sie durch andere. Vielleicht gelingen dir die einen Umstellungen gut, die anderen missglücken. Das ist nicht schlimm, wir sind alle sehr unterschiedlich und du kannst auch kreativ werden, um einige meiner Tipps aus „Schlank und Gesund: Der einfachste Weg" für dich zu adaptieren. So gehst du weiter. Schritt für Schritt, Veränderung für Veränderung, eine alte Gewohnheit nach der anderen wird ersetzt durch eine neue gesunde.

Und was brauchst du neben Motivation, Ausdauer und Antrieb noch? Genau – Geduld! So wie sich dein Körper nicht innerhalb von wenigen Tagen in Richtung Traumfigur verändern wird, so änderst du deine Gewohnheiten auch nicht von heute auf morgen. Das ist gar nicht möglich. Nur was du langsam änderst, kannst du verinnerlichen und als deinen neuen Alltag, als dein neues Ich annehmen. Nur was du ersetzt, wirst du auch akzeptieren.

„Schlank und Gesund: Der einfachste Weg" begleitet dich nun wahrscheinlich das nächste halbe bis drei viertel Jahr bei deinem Weg gesund schlank zu werden und schlank und gesund zu bleiben. Du wirst einige Hochs und auch einige Tiefs wegstecken müssen, aber dieses Buch ist dein Begleiter, Ratgeber und Motivator!

Dieses Buch war die beste Investition für dein Traumgewicht. Zeit also, um loszulegen.

Fang an!!!

Fazit, Vision und Checkliste

Ich hoffe, ich konnte dir mit meinen Kenntnissen, sowie den wertvollen Tipps helfen, deinem Traumgewicht einen großen Schritt näher zu kommen. Darüber würde ich mich riesig freuen. Du selbst hast es in der Hand, etwas an deiner Situation zu ändern. Dein ganzer Körper wird es dir danken. Es sind einfach nur die Gewohnheiten, die du ändern musst, um dein Ziel zu erreichen.

Schaue gerne wieder in dieses Buch, wenn du die Änderungen deiner Gewohnheiten noch nicht umsetzen konntest. Lies dir nochmals das 6. Kapitel „Schritt für Schritt zum Traumgewicht" durch und verinnerliche die Schritte. Oder nimm dir nur eine einzige Änderung für die nächsten 30 Tage vor. Vielleicht fällt es dir leichter zu beginnen, wenn du dir der Vorteile und Auswirkungen die auf dich warten bewusst wirst. Das ist auf jeden Fall ein Ansporn heute noch zu beginnen.

Aus meiner Erfahrung kann ich dir sagen, dass man sich mit einem Thema oft mehrmals beschäftigt, bis es fest im Alltag implementiert ist.

Hast du es geschafft deine Ziele zu erreichen, dann erzähle möglichst vielen von deinem Erfolg. Behalte dein Wissen und deine Erfahrungen nicht für dich. Hilfst du anderen Menschen damit, bekommst du auch wieder etwas zurück. Dann werden wir alle zusammen glücklicher und gesünder miteinander leben.

Ich wäre dir sehr dankbar für eine positive Rezension auf Amazon, wenn dir dieses Buch beim Abnehmen geholfen hat. Mein Ziel ist es, so vielen Menschen wie möglich mit diesen einfachen Gewohnheitsänderungen zu helfen, ihre Leidenswege aus erfolglos abgebrochenen Diäten zu beenden. Mit deinem Feedback können wir zusammen dieses Ziel erreichen.

Es ist ganz einfach: Gehe jetzt auf <u>www.amazon.de</u> für deine wertvolle Rezension. Gebe in das Suchfeld den Titel „Schlank und Gesund: Der einfachste Weg" ein. Klicke auf das Buch und dann auf „Kundenrezension verfassen". Schreibe einfach in wenigen Sätzen, wie dir das Buch helfen konnte oder was dir gefallen hat.

Als Dankeschön dafür habe ich für dich eine praktische Checkliste erstellt. Dort kannst du deine neuen Gewohnheiten eintragen und jeden erfolgreich geschafften Tag dokumentieren. Aus eigener Erfahrung wird dich das zum Dranbleiben motivieren. Sobald du die Rezension abgegeben hast, schicke mir einfach eine E-Mail an <u>rezensionen@1fachgesund.de</u> und ich lasse dir dann die Checkliste zukommen. Vielen Dank schon mal vorab!

1fachGESUND

Kennst du schon meinen Blog www.1fachgesund.de? Dort stelle ich dir einfache und alltagstaugliche Wege vor, die dir helfen, wenn du:

- **abnehmen** möchtest

- dich von deinen **Krankheiten befreien** möchtest

- dich **gesund ernähren** möchtest

- deine Gewohnheiten in **gesunde Gewohnheiten** ändern möchtest

- oder einfach nur **gesund und fit** werden möchtest

Mein Wissen und meine Erfahrungen wie ich diese Ziele erreicht habe, möchte ich dir dort gerne weitergeben.

Das Besondere an www.1fachgesund.de ist, dass du nicht nur von meinen Erfahrungen und meinem Wissen profitierst. Nein, du erhältst auch immer wieder exklusives Fachwissen aus der großen Hausarztpraxis von Dr. med. Wolfgang Maibach.

Damit du keinen Artikel mit wertvollen Informationen zum Thema 1fachGESUND und meine Buchneuerscheinungen verpasst, gehe jetzt auf:

www.1fachgesund.de

Melde dich für den kostenlosen Newsletter an und du erhältst als Dankeschön ein E-Book geschenkt.

Ich wünsche Dir viel Erfolg und beste Gesundheit dein Leben lang.

Mario Dinges

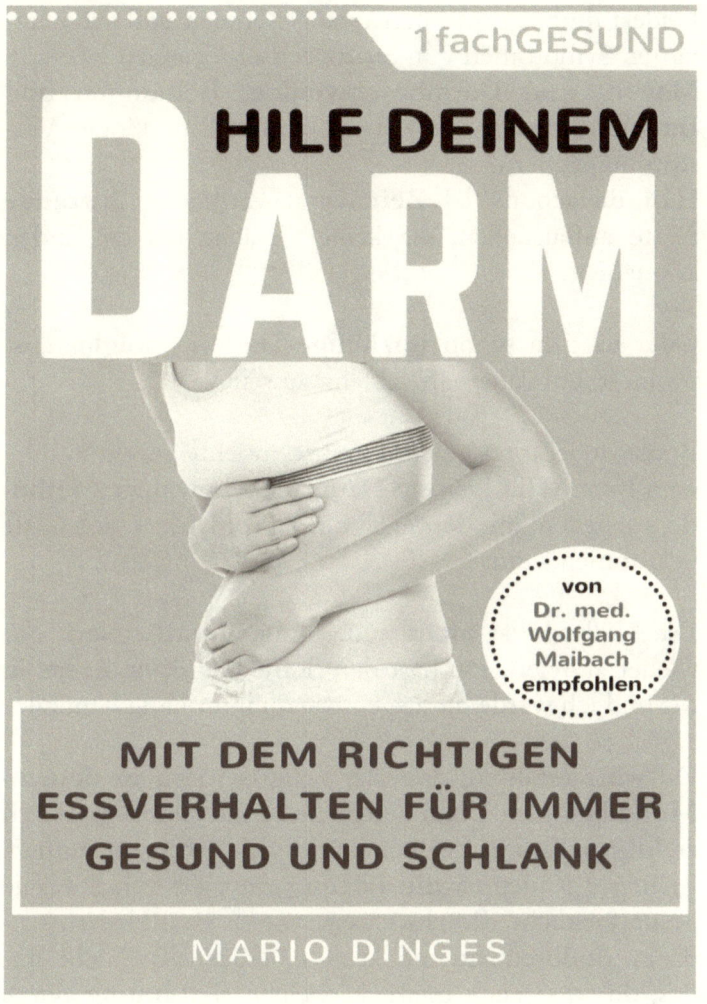

Als Taschenbuch und E-Book bei
www.amazon.de
erhältlich.

Leidest du auch oft unter unangenehmen und schmerzhaften Symptomen von Stoffwechselstörungen, wie z.B. **Magen- und Darmbeschwerden, Blähungen und Bauchkrämpfen**, die sich in Durchfall und/oder Verstopfung äußern?

Hast du schon viel **Zeit** damit verbracht, **dutzende Ärzte** aufzusuchen, die keine Ursache bei dir finden können?

Oder hast du schon **unzählige Diäten erfolglos** ausprobiert, um dauerhaft schlank zu sein?

Bevor du jetzt resigniert aufgibst, möchte ich dir in meinem Buch "Hilf Deinem Darm" eine **bewährte Methode** vorstellen, mit der du all diese Probleme in den Griff bekommen kannst.

Die Methode ist **nicht neu**, sondern wird einfach nur wieder aktiviert. Du hast den **Schlüssel** dazu bereits **in dir** und ich werde dir zeigen wie du ihn richtig benutzt.

Du wirst erfahren, dass der Schlüssel sich **in deinem Mund** befindet. Denn bereits im Mund kannst du durch **richtiges Kauen** deinem Darm viel Arbeit abnehmen. Richtiges Kauen ist **die Lösung** für viele verschiedene gesundheitliche Beschwerden, wie z. B. Reizdarmsyndrom, Sodbrennen und auch Übergewicht. Nicht nur das, du wirst auch erfahren, welche **Belohnung** durch richtiges Kauen auf dich wartet.

Wie du richtig kaust und auf was du dabei achten musst, damit sich dein Gesundheitszustand langfristig verbessert, erkläre ich dir in einer **Schritt-für-Schritt Anleitung** und in **unzähligen Tipps**.

Am Ende des Buches wird dir das **30-Tage-Programm** dabei helfen, damit das richtige Kauen für dich ganz einfach zur Gewohnheit wird.

Außerdem erfährst du in diesem Buch:

- warum heute unser **Essverhalten** so gestört ist
- welche **Auswirkungen** hastiges Essen hat
- welche **vielen Vorteile** durch richtiges Kauen auf dich warten
- warum du mit **Diäten** keinen Erfolg haben wirst
- wie du deine Verdauung schon **im Mund** beeinflussen kannst
- warum du einiges an **Geld sparen** wirst
- wie du dir deine **Glücksdroge** selbst produzierst
- warum auch **Raucher** profitieren
- wie du aus der Abhängigkeit von **Industrienahrung** heraus kommst
- wie du nie wieder **Heißhunger- oder Fressattacken** bekommst
- wie du sogar deinen **Alkoholkonsum** reduzieren kannst
- und noch vieles **Wertvolle** mehr

Worauf wartest du also noch? Nimm deine Gesundheit selbst in die Hand!